AF240110

# SCIENCE

## ET

# LITTÉRATURE MÉDICALE.

PARIS. — IMPRIMERIE DE COSSON,
RUE SAINT-GERMAIN-DES-PRÉS, N° 9.

# TRAITÉS

# D'HIPPOCRATE.

1o De l'Ostéologie, du Cœur, des Veines, de la Maladie sacrée (avec le texte grec en regard, conféré sur les Manuscrits de la Bibliothèque royale); dans lesquels Hippocrate se venge lui-même des suppositions d'ignorance. 2 vol. in-12. Paris, 1831. 2o Traités des Plaies de tête, des Fractures, du Laboratoire, des Articles ou des Luxations; traduits en français avec le texte grec en regard, revu et corrigé sur les Manuscrits de la Bibliothèque royale. 2 vol. in-12. Paris, 1832.

## Par M. le Chevalier DE MERCY,

Docteur en Médecine de la Faculté de Paris, Médecin du Bureau de bienfaisance du 8e arrondissement, associé honoraire des Universités et de la Société latine de Leipsick, d'Iéna, de la Société libre d'Emulation de Liége, membre-associé de l'Académie royale des Sciences, Belles-Lettres et Arts de Lyon, des Académies et Sociétés royales des Sciences, Lettres, Arts et Agriculture de Metz, de Nancy; des Sociétés de Médecine Pratique de Paris, Rouen, etc.

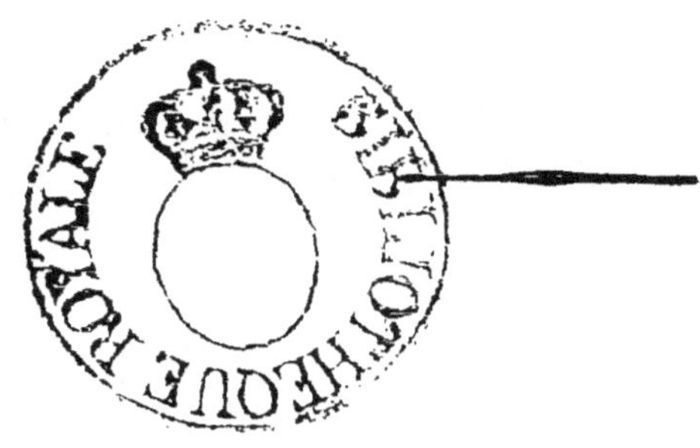


# PARIS.

## BÉCHET JEUNE, LIBRAIRE,

PLACE DE L'ÉCOLE DE MÉDECINE, No 4.

1833.

# TRAITÉS

# D'HIPPOCRATE.

De l'Ostéologie, du Cœur, des Veines, de la Mélancolie
(avec le texte grec en regard), contre sur les Manu-
crits de la Biblioth... ... ... ... ... de la B..., par...
se... ... ... ... ... Traduction... ... ... ... ... ...
du Laboureur, etc. Articles ou des ... ... ... ; ... ...
... ... le texte, ... en regard, revu et corrigé sur
les Manuscrits de la Bibliothèque royale, 2 vol. in-12 ... 15...

Par M. le Chevalier DE MÉRSU,

Docteur en Médecine de l'École de Paris, Membre de plusieurs
... ... ... ... ... ... ... ... ... ... ... ... ... ...
... ... ... ... ... ... ... ... ... ... ... ... ... ...
... ... ... ... ... ... ... ... ... ... ... ... ... ...
... ... ... ... ... ... ... ... ... ... ... ... ... ...
... ... ... ... ... ... ... ... ... ... ... ... ... ...

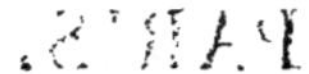

# PARIS.

## DE L'IMPRIMERIE LIBRAIRE,

PLACE DE L'ÉCOLE DE MÉDECINE, N° 4.

# TRAITÉS

# D'HIPPOCRATE.

OUTRE l'importance de leur objet, les ouvrages dont on vient de lire les titres offrent cela de remarquable, que le savant auteur-traducteur y a voulu couler à fond une grande question, déjà par lui soulevée dans presque tous ses volumes précédens ; car il s'agit de savoir si notre célèbre Hippocrate posséda les connaissances anatomiques et physiologiques, que lui attribuent ses commentateurs et que supposent ses écrits, d'après les jugemens de Galien et des hommes de l'art du plus grand poids ; ou si, comme le présument ses détracteurs modernes, cet immortel vieillard de Cos conçut mal l'économie du genre humain, la structure de ses organes et le mécanisme de ses fonctions, au point que le phénomène de la circulation du sang ait échappé aux recherches de cet habile observateur ! Convenons d'abord qu'au siècle présent l'opinion pouvait être mieux éclairée sur une pareille controverse ; mais la manie des nouveaux systèmes nous a trop détournés, en France, des ouvrages d'Hippocrate ; d'autre part, les corps enseignans ont trop négligé sans doute la stricte exécution de la fondation de François I<sup>er</sup>, qui créa , au collége de France , *un professeur helléniste , chargé de lire et d'expliquer en public les œuvres de ce père de la médecine* , comme on le fait constamment dans la plupart des universités européennes.

En cet état de choses , et peu disposé à entrer dans les débats ouverts par M. le docteur de Mercy, nous allons du moins esquisser les raisonnemens , par lesquels cet habile et fidèle interprète repousse de son illustre auteur le reproche d'ignorance imputée à ce dernier par quelques-uns de nos critiques et biographes du jour. Il débute par l'examen d'une foule de passages d'Homère, où ce prince des poètes épiques a fait preuve de connaissances anatomiques assez étendues, en décrivant les blessures de ses héros et surtout en appréciant leur gravité, d'après la lésion des parties du corps qu'elles intéressent, et qu'il désigne avec tant de précision : des clavicules *par exemple* , les veines jugulaires, les aines, les viscères du bas-ventre, le cœur et ses appendices, le foie, etc. Or, serait-il croyable qu'Hippocrate , le plus fameux des *Asclépiades* , n'eût pas hérité des précieuses notions qu'avaient, plusieurs siècles avant lui, ses nobles aïeux *Machaon* et *Podalyre* , médecins à l'armée des Grecs, au siége de Troie? Serait-il convenable encore que cet Hippocrate, si justement renommé dans toute la Grèce, auquel le sénat d'*Athènes* décerna une couronne d'or en reconnaissance de ses services pendant la peste, et à qui les Abdéritains demandèrent les secours de son art, en faveur du philosophe *Démocrite*, leur compatriote, n'eût pas, en fait d'anatomie comparée, égalé et surpassé le mérite d'Aristote dans son histoire des animaux, et celui même de *Démocrite* dans sa lettre à *Hippocrate* sur la véritable structure du corps humain?

Mais appuyons nos réflexions de citations prises dans la nouvelle traduction d'Hippocrate, afin de répondre aux reproches d'une soi-disant ignorance qui n'existe nulle part dans les écrits hippocratiques, pour quiconque possède la connaissance exacte de la langue grecque.

« L'os du crâne est séparé en deux vers le milieu du front. La partie la plus élevée est très-forte et très-dure; immédiatement sous les chairs, elle a partout la même couleur que l'inférieure, située près de la méninge. Cette première table est séparée de la seconde, moins épaisse et plus fragile, par le diploë situé au milieu. Il est composé de lames très-déliées, molles et caverneuses; ainsi toute cette partie osseuse, à l'exception des deux tables, est semblable à une éponge. Elle renferme une infinité de porosités celluleuses, charnues, très-humides, dont la simple pression avec les doigts suffit pour en extraire du sang. Enfin de petites veines creuses, parsemées ça et là, en sont remplies. Voilà, touchant les os de la tête, quelle est leur mollesse, leur dureté et porosité. Voyons, quant à leur épaisseur et ténuité. Vers le milieu de la tête, les os sont très-minces et très-peu charnus ; cette partie est la plus faible ; le cerveau se trouve presque à nu. C'est pourquoi, en cas de plaies par des flèches grandes ou petites, ou de blessures plus ou moins fortes, ces os se brisent, s'enfoncent et se froissent plus qu'en tout autre lieu. Enfin les plaies y sont bien plus mortelles ; elles ont un pronostic plus fâcheux, et leur guérison est aussi plus difficile. Ainsi, une blessure en cet endroit est plus promptement mortelle qu'en aucun autre. En effet, le cerveau, sous le synciput, ressent plus vivement et plus directement toutes les lésions des os et des chairs. Une table osseuse très-mince et très-peu charnue l'y recouvre en grande partie. Enfin, de tous les os, celui des tempes est le plus mince ; la mâchoire inférieure est jointe au crâne, mais elle se meut en haut et en bas sous l'os temporal, à la manière des articulations ; l'organe de l'ouïe y est adhérent, une veine, creuse et forte, traverse les tempes. » (Voyez *Traité d'Hippocrate*, *des Plaies de tête*, 1er vol. pag. 100.)

« Ceux qui tombent de haut sur les talons, se froissent et s'écartent les os ; les veines et les chairs meurtries se rompent près des os et de la peau ; il survient aussitôt du gonflement et de vives douleurs : car l'os du talon est très-épais et très-volumineux ; il s'avance sous l'os de la jambe,

5

où communiquent de grosses veines et de gros nerfs ; en outre, un tendon très-fort s'attache postérieurement à l'os du talon. » (Id., *Traité des fractures*, tom. 1, pag. 221.)

» Une extension profonde et égale est nécessaire lorsque deux os sont cassés, ou seulement quand un est superposé. Si elle est trop faible, elle est nuisible, excepté chez les enfans. On doit la faire surtout vers les parties déclives. Le redressement des os bijugés, dans les cas douteux, se fait en y comprenant le côté sain. » ( *Idem*, tom. 1, pag. 373.)

« Pour l'application et la levée de l'appareil, il faut choisir une position telle que les muscles, les veines, les nerfs et les os, conservent leur direction, qui doit être naturelle, soit dans la suspension, soit dans le repos, et non douloureuse pour ne point occasioner d'abcès. On rejoint ce qui est séparé contre nature, quand il s'agit de réunir ou de redresser des parties mal conformées. Il faut un temps bien plus considérable pour celles qui sont protubérantes. » (*Du Laboratoire*, p. 365.)

« J'ai vu le fémur, dépouillé par la gangrène, se séparer entièrement au quatre-vingtième jour. L'amputation de la jambe avait été faite près du genou, le vingtième jour, mais trop tôt, à mon avis. En effet, je pensais que l'ablation d'un membre demandait plus de prévoyance. Dans un autre cas de gangrène avec noirceur au milieu de la jambe, les os, entièrement dénudés, tombèrent le soixantième jour. La guérison diffère ici d'elle-même, à raison de l'exfoliation plus ou moins prompte des os déjà dépouillés ; par les mêmes causes, la compression a des effets différens ; à raison de son intensité ou de sa faiblesse, d'où naît la mortification plus ou moins prompte des nerfs, des chairs ou des muscles, des artères et des veines. » ( Hippocrate , *Des articles*, tom. 2 , pag. 349. )

« Il importe de bien connaître quelle est la nature de l'épine du dos ou du rachis ; cela est même indispensable dans beaucoup de maladies : d'abord les vertèbres du côté du ventre sont toutes égales entre elles , et liées fortement les unes aux autres par un ligament mucoso-nerveux, uni à des cartilages jusqu'à la moelle de l'épine. Des tendons y sont continus en dehors des deux côtés , le long des vertèbres. Je démontrerai dans un autre traité, les communications des veines et des artères, quelles elles sont , d'où elles viennent, et en quels lieux elles ont le plus de pouvoir. De même pour les enveloppes de la moelle épinière, je dirai quelle est leur origine, comment elles se lient, d'où vient leur sympathie et leur action.

» Les vertèbres sont articulées les unes aux autres par synarthrose : il y a des ligamens nerveux à l'intérieur et à l'extérieur ; ensuite il s'élève une apophyse en dehors de chaque vertèbre , tant des

grandes que des petites ; elles sont en outre gar-
nies d'épiphyses ; enfin, il en sort de chaque côté
extérieurement, des cordons nerveux, tels qu'à peu
près ceux des extrémités.

» Les côtes s'articulent par leur tête avec les
apophyses, mais plus en dedans qu'en dehors, et
s'adaptent ainsi à chaque vertèbre. Les côtes de
l'homme sont très-courbées et comme tordues, des
muscles épais remplissent de chaque côté les inter-
valles entre les vraies côtes et les vertèbres, depuis
le cou jusqu'à la jonction du diaphragme. Dans
sa longueur, la colonne dorsale est droite, mais
elle paraît un peu oblique ; ensuite, depuis la vertèbre lombaire et les os des hanches, auxquels s'at-
tachent les fémurs, elle paraît plus courbée en
dehors.

» Là, sont placés intérieurement la vessie, les
organes de la génération et le rectum, avec des
attaches assez lâches ; ensuite l'épine se courbe en
dedans jusqu'à la jonction du diaphragme. Là se
trouvent aussi, de chaque côté, les muscles psoas
ou lombaires, les seuls placés dans l'intérieur. L'é-
pine se courbe en avant jusqu'à la première vertèbre, qui est au dessus des épaules ; mais elle paraît
plus courbée qu'elle ne l'est en effet, parce que
dans son milieu, les apophyses épineuses sont beaucoup plus hautes, tandis que les transversales le
sont moins. L'articulation des vertèbres cervicales

porte le cou en avant. » (Tom. 2 , pag. 231-33 et 34.)

« L'épine du dos se courbe souvent de diverses manières, chez les personnes en santé. La nature de l'homme et sa vie habituelle en sont les causes ordinaires ainsi que la vieillesse et les douleurs ; mais les courbures sont aussi occasionées par des chutes sur les hanches ou sur les cuisses et les épaules. Il arrive ici nécessairement que les bosses sont formées par quelque apophyse épineuse plus ou moins saillante. Cependant , les vertèbres ne peuvent guère se déplacer d'aucun côté ; elles ne s'écartent que très-peu l'une de l'autre, en sorte qu'elles se prêtent toutes ensemble aux grands mouvemens de la colonne dorsale : c'est pourquoi la moelle épinière supporte facilement les conversions du tronc, même assez fortes, parce qu'elles sont circulaires et non angulaires, p. 245. »

Veut-on connaître quelle est l'opinion du célèbre médecin de Cos, relativement aux suites plus ou moins funestes produites par la compression, ou commotion de la moelle, renfermée dans le long canal du corps des vertèbres, depuis le cou jusqu'aux lombes ? voici des détails qui, à n'en pas douter, témoignent des connaissances anatomiques et physiologiques de l'auteur.

« Les bosses ou protubérances formées par l'irruption d'une ou de plusieurs vertèbres hors de leurs symphyses articulaires, ne sont pas des acci-

dens très-communs, mais au contraire très-rares;
car ces os ne peuvent être chassés facilement au
dehors, à moins que, par une violence extraordi-
naire, la rupture ne soit produite par une profonde blessure qui ait pénétré à travers le ventre :
alors la mort serait prompte; ou à moins que l'on
ne soit tombé de fort haut sur les hanches ou sur
les épaules; mais on mourrait, sinon tout de
suite, du moins en peu de temps.

» Quant à l'irruption des vertèbres de dehors
en dedans, elle est impossible sans la présence
d'un poids énorme; car, par la disposition inté-
rieure des apophyses et leur union très-forte, il
faudrait d'abord que leur brisement et déchirure
fissent l'effet d'une puissante impulsion qui por-
terait les vertèbres en dedans, en forçant leurs
ligamens inter-articulaires. En outre, la moelle
épinière serait lésée, si elle était obligée de céder,
dans un petit espace, à l'endroit où la vertèbre
serait déplacée; et celle-ci comprimerait le tube
médullaire, si elle ne le déchirait pas entièrement; cette compression entraînerait l'impuis-
sance et l'engourdissement de plusieurs parties
nobles et essentielles à la vie; il n'y aurait nulle-
ment besoin de médecin pour réduire la vertèbre,
après un dommage si grand et si violent.

» Or il est évident que, dans un semblable
accident, la réduction n'est rien moins que possible,
par la succussion ou d'une autre manière, à

*

moins que d'introduire la main dans le ventre pour repousser l'axe spinal de dedans en dehors ; à la vérité, on pourrait bien le tenter sur un mort, mais point sur un homme vivant. » (T, 2, p. 238.)

Il est clair que l'opération sur le cadavre paraît ici très-facile, sans crainte d'exciter aucun trouble par la vue d'un mort, ni de soulever contre soi la peine de mort, en faisant l'ouverture des corps : quoiqu'un célèbre anatomiste, M. le baron Cuvier, ait soutenu dans ses leçons orales au collége royal de France, cette opinion adoptée par un savant professeur de la Faculté, en 1831, dans ses *Etudes anatomiques* dédiées aux élèves. Veut-on avoir une autre preuve non moins curieuse de nécropsie ? on la trouvera à la page 102, *tome 2, du livre* des *Articles.*

« Si, dans la luxation du bras, on détache l'épomide de la tête de l'humérus, fixée en bas sous l'aisselle, ( Il est bien évident ici que l'opération ne peut se faire que sur un mort. ) on voit à nu le tendon qui s'y insère en haut, et celui qui passe sous l'aisselle et va à la poitrine, près de la clavicule. On découvre alors la tête de l'humérus protubérante à la partie antérieure, mais non luxée.

» Elle fait une saillie naturelle, tandis que le reste de l'os est courbé en dehors ; en se rapprochant des côtes, il s'articule obliquement avec la cavité glénoïde de l'omoplate. Mais si le bras est étendu en avant, la tête de l'humérus se trouve directement dans la cavité de l'omoplate, et ne fait plus de saillie extérieurement (1). »

« Mais heureusement ( en physiologie aussi bien qu'en anatomie), ainsi que l'observe M. le docteur de Mercy, l'homme de génie, créateur de la médecine, s'est vengé lui-même. Il a répondu victorieusement à tous ses ennemis par des écrits lumineux et forts de vérité, dont le plus grand nombre a déjà été reproduit *en grec* et *en français* par ce nouveau traducteur ; et les autres viennent de paraître aussi dans ces deux langues sous les titres qui suivent, savoir : la Lettre de *Démocrite*

---

(1) Tous ces morceaux ont été ajoutés à l'article d'Hippocrate, qui devait être inséré dans le *Moniteur* en 1831. La nouvelle édition des *Traités des plaies de tête, des fractures, du laboratoire du chirurgien, et des articles ou des luxations,* en 1832, a permis ainsi de compléter les preuves sur la résolution de la question d'anatomie et de physiologie soumise au jugement de l'Académie des sciences de l'Institut, dans l'ensemble des ouvrages hippocratiques présentés par l'auteur et déjà agréés pour la bibliothèque de l'Institut. Cette question a été rappelée dans toutes les préfaces du traducteur ; tandis que le texte, qui a été revu et corrigé sur les manuscrits de la bibliothèque royale, est un moyen facile de vérifier toutes les citations. Ainsi plus de doutes sur cette question résolue dans presque tous les traités déjà traduits qui doivent concourir au même but, notamment ceux publiés en 1831 et 1832 ; ce qui fait cadrer positivement ces divers sujets ou discours avec le compte qui en a été rendu antérieurement dans le *Moniteur* et les journaux de médecine.

dont nous avons déjà parlé; un Fragment de l'Anatomie d'Hippocrate, son Traité d'Ostéologie qu'il adressé à son fils *Thessalus*, en lui recommandant l'étude de la géométrie pour décrire la configuration des os. Les cinq autres traités ont pour sujet : le *cœur*, les *veines*, la *nourriture* ou l'*assimilation de l'aliment*, la *maladie sacrée*, les *vents* ou *fluxions*. Enfin, ses traités sur les maladies des os, intitulés : Des plaies de tête, Des fractures, Du laboratoire, Des articles ou des luxations, confirment ces preuves anatomiques. Il ne manque donc pas de monumens à opposer aux assertions gratuites de certains critiques, qui probablement n'ont jamais bien lu les ouvrages du grand homme. Niera-t-on que tous ces écrits soient sortis de la docte plume d'Hippocrate ? Cette objection est facile à résoudre; car, à aucune époque, on n'a révoqué en doute l'authenticité de ses principaux écrits déjà très-nombreux et très-répandus, où dans ceux-ci même se trouvent des détails anatomiques assez complets et assez exacts pour justifier la réputation de leur célèbre auteur. Tout lecteur de bonne foi peut s'en convaincre, en jetant les yeux sur la table, dressée par M. le docteur de Mercy, des articles de pure anatomie et de chirurgie, extraits du texte original de l'édition grecque et latine de *Van der Linden*, *à La Haye*, *en* 1665, et de ses deux derniers volumes sur les plaies de tête, les fractures et les luxations. Quant aux autres traités et opuscules, sortis de la main et de l'école d'Hippocrate, ils furent, comme les premiers, transmis et reconnus sous son nom, même avant notre ère chrétienne. Ils ont toujours figuré en cette qualité dans toutes les collections manuscrites et imprimées depuis Galien jusqu'à nos jours. En fait, on y remarque le même *fond de doctrine, la même méthode, le même laconisme et jusqu'à la même forme des mots de la langue*, si ce n'est que l'auteur y semble moins affecter le dialecte *dorien*, et se rapprocher parfois de *l'ionien* ou de *l'attique*. Du reste, rien n'autorise à en soupçonner l'interpolation. Cette franche apologie des docrines médico-chirurgicales du vieillard de Cos est de nature à éclairer tout esprit non prévenu; car à qui persuadera-t-on que ce père de la science n'ait rien compris au mouvement de la circulation du sang, dont Harvey a le premier, dit-on, expliqué le mécanisme? Mais alors que signifieraient, dans la langue mère d'Hippocrate, ces expressions *periodos toŭ háimatos*, sinon *circuit ou circulation du sang?* pourquoi aurait-il dit et répété que le sang part du cœur, d'où il se répand comme un fleuve dans les veines et artères, dont il fait une longue énumération? pourquoi, enfin, parle-t-il si souvent du trajet du sang dans les veines, pour en déduire l'indication de la phlébotomie dans certaines parties du corps de préférence à d'autres? C'est ici le cas de rapporter ses propres paroles : « Le cœur est la seule source commune des artères ; la veine cave traverse le diaphragme, fournit des rameaux au foie, à la rate, aux reins, s'étend de l'*ischion* aux muscles jumeaux, au *tarse*. L'autre tronc qui sort du *cœur* passe sous l'aisselle et les clavicules ; va au cou, à la tête. La veine cave est séparée de l'artère, parce qu'elle monte directement et qu'elle traverse le cœur : vers les lombes, l'artère est supérieure à la veine ; mais, à partir du foie, celle-ci s'élève, traverse le diaphragme, puis se porte vers les cavités droites du cœur. Elle n'a qu'un seul tronc jusqu'aux clavicules, qui communique avec le cœur, et s'ouvre dans le ventricule gauche, près des autres vaisseaux plus externes. Les plus grosses veines sont situées ainsi qu'il suit : il y en a quatre paires ; les premières branches naissent à la partie postérieure de la tête, se portent au cou et à l'épine dorsale extérieurement ; puis elles vont de chaque côté des hanches et des cuisses à la malléole externe et au pied. Il faut donc, dans les douleurs externes du dos et des lombes, faire les saignées au genou et à la malléole externe. Les secondes branches viennent aussi de la tête aux environs des oreilles, et passent au cou. On les nomme *jugulaires* ; puis elles vont à l'épine intérieurement, s'étendent aux lombes de chaque côté, à la partie interne des cuisses et aux testicules ; puis elles passent sous le genou extérieurement, et se continuent extérieurement à la jambe, à la malléole interne et au pied. Il convient donc, dans les douleurs internes des lombes et des testicules, de pratiquer les saignées au genou et à la malléole interne. Il y a une infinité d'autres veines de tous genres, qui tirent leur origine du ventre, qui se répandent dans tout le corps et servent à le nourrir. L'aliment parvient ainsi par les grandes veines, tant au ventre qu'aux autres parties, et s'y distribue, soit par les plus superficielles du dehors au dedans, soit du dedans au dehors. Il faut donc dans les saignées avoir égard à tout ceci, afin de faire l'ouverture des veines le plus loin possible du siége douloureux et où le sang s'amasse. De cette manière, on obtiendra un changement qui ne sera point excessif, et on détruira la tendance du sang à se porter vers le même *lieu*. » (Hippocrate, *Traité des Veines* tom. 1, pag. 228, 232, 235, 239, 243. )

Il nous paraît inutile de multiplier les citations, quand les détails anatomiques que l'on vient de lire et de plus amples encore se trouvent textuellement à chaque page des traités d'Hippocrate, que nous avons sous les yeux. Nous terminerons le présent article par une observation dont nous livrons l'importance à la sagacité des hommes de l'art et des curieux de la nature. Dans son traité *des veines* (1), et plus fréquemment encore dans ceux

---

(1) Les veines répandues dans le corps y distribuent l'es-

*des vents ou fluxions* et *de la maladie sacrée*, l'immortel auteur s'est appuyé sur un principe étiologique, qui échappe à nos théories modernes, et dont l'application est loin de nous être familière. Il prétend que l'air atmosphérique, y compris l'*éther*, en pénétrant tous les corps animés, modifie leurs organes, par lesquels il est à son tour modifié vitalement. Il s'en faut de beaucoup que nous ayons pu, dans une esquisse rapide, indiquer un nombre suffisant d'autres passages du plus haut intérêt. Nous invitons nos lecteurs à les remarquer dans les quatre derniers volumes comme dans les précédens, dont nous nous flattons d'avoir fait un rapport consciencieux. ( Voyez le *Moniteur* des 6 janvier 1824 et 13 août 1829. ) En résumé, pour des hommes qui aiment la vérité, les écrits et monumens de l'antiquité savante peuvent reparaître avec tous les attraits de la nouveauté. Cette réflexion se prête à l'éloge mérité des doctes travaux de M. le docteur de Mercy, par la cor-

prit et le souffle, qui favorise le mouvement et le cours des humeurs. (Tome 1, page 251 du traité des veines.) Hippocrate s'attache à démontrer l'influence de cet air ou souffle sur le cerveau, à raison de la multiplicité des *sinus* et des petites veines très-déliées qui s'étendent dans toute la tête, au front et aux tempes. Ces descriptions anatomiques, répandues dans les ouvrages d'Hippocrate, sembleraient accréditer l'opinion de Vanderlinden, que dès le temps le plus reculé, il existait des tables ou planches anatomiques.

( *Note de l'auteur de cet article.* )

rection du texte grec, en regard de sa traduction française. Il a rendu à la science et à la littérature médicale d'importans services, que les universités étrangères continueront d'honorer de leur publique reconnaissance.

*Signé*, TOURLET,

Auteur de l'article.

La présente copie, certifiée conforme à l'article original, remis par moi à l'auteur le 23 avril 1831, pour être inséré dans le *Moniteur universel*.

TOURLET.

Paris, 17 octobre 1831.

## INSTITUT DE FRANCE.

ACADÉMIE ROYALE DES SCIENCES.

Paris, le 24 janvier 1831.

*Le secrétaire perpétuel de l'Académie, à M. de Mercy, docteur en médecine.*

MONSIEUR,

L'Académie a reçu les ouvrages que vous avez bien voulu lui adresser, intitulés : *Traduction des œuvres d'Hippocrate*; la première partie : *Ostéologie et Angiologie*; la deuxième, *Physiologie*, avec le texte grec, 2 vol. in-12, 1831. J'ai l'honneur de vous offrir les remercîmens de l'Académie et de vous témoigner en son nom, tout le prix qu'elle attache à cette publication. L'ouvrage a été déposé dans la bibliothèque de l'Institut, et réuni à ceux dont nous vous sommes redevables.

*Agréez , Monsieur , l'assurance de ma considération distinguée.*

Baron CUVIER.

*P. S.* Veuillez agréer mes remercîmens particuliers pour l'exemplaire que vous m'avez destiné et que j'ai reçu avec intérêt.

*Au même.*

Paris, le 17 décembre 1832.

*Le secrétaire perpétuel, etc.*

MONSIEUR,

L'Académie a reçu l'ouvrage que vous avez bien voulu lui adresser, intitulé : *Traités d'Hippocrate sur les Maladies des Os*, traduits en français avec le texte grec en regard, 2 vol. in-12. J'ai l'honneur de vous offrir ses remercîmens, et de vous prévenir que vos deux volumes et les précédens seront soumis à la future commission des prix Montyon.

*Agréez , Monsieur , l'assurance, etc.*

F. ARAGO.

## ACADÉMIE ROYALE DE LYON.

Lyon, le 6 décembre 1832.

*Le secrétaire-adjoint dans la classe des Lettres et Arts , etc.*

MONSIEUR,

Je m'empresse de vous annoncer que dans la séance du 4 de ce mois, l'Académie de Lyon vous a inscrit sur la liste de ses membres-associés. La compagnie, en vous conférant ce titre, a voulu rendre hommage à vos nombreux et intéressans travaux, etc.

*Agréez l'assurance de la haute considération avec laquelle j'ai l'honneur d'être ,*

*Monsieur,*

*Votre très-humble et très-obéissant serviteur,*

C. BREGHOT, du LUT.

Je rappelerai des conclusions sur d'autres travaux d'érudition, parce qu'elles peuvent s'appliquer ici parfaitement aux principaux *Traités d'Hippocrate.*

« Les travaux d'observation (séance de l'Institut, du 25 mars 1833) immédiate, doivent sans doute avoir le pas sur ceux d'érudition ; mais ces derniers n'en doivent pas moins être accueillis avec bienveillance, avec une certaine reconnaissance, même quand ils doivent nous éviter des recherches longues et fatigantes. ( Les traductions sont évidemment comprises dans cette catégorie.) C'est aussi le but des tables jointes aux ouvrages auxquels elles se rapportent ; elles en rendront l'usage plus facile , soit qu'ils soient consultés comme simples documens pour servir à l'observation ; soit que, comme cela a lieu pour plusieurs, on les emploie comme dans les déterminations spécifiques. »

Ainsi, en 1810, l'utilité d'une traduction des *OEuvres d'Hippocrate* a été reconnue par l'Académie des sciences de l'Institut, à l'occasion des prix décennaux.

Enfin, en 1811, l'école de Médecine a témoigné publiquement le désir de voir publier une nouvelle traduction des *OEuvres d'Hippocrate*, avec le texte en regard. C'est afin de reconnaître ce même service rendu à la science et à la littérature médicale, que plusieurs académies ont reçu l'auteur au nombre de leurs membres-associés.

Dix-huit volumes des œuvres traduites d'Hippocrate, avec commentaires, analyses, notes et variantes des manuscrits grecs de la bibliothèque royale, furent ainsi successivement offerts à l'Académie des sciences de l'Institut et agréés pour sa bibliothèque. Quant à l'instruction publique, la plupart des volumes furent envoyés en dons aux bibliothèques de la capitale et des départemens, par M. le ministre de l'intérieur, où distribués en prix d'instruction aux jeunes médecins attachés aux hôpitaux militaires, par M. le ministre de la guerre. Or, pour l'achèvement de cette œuvre scientifique et littéraire ; un rapport de la Faculté du 1er février 1816, avait non-seulement approuvé la souscription à 200 exemplaires, mais encore recommandé spécialement au gouvernement d'encourager l'auteur et de l'indemniser de ses dépenses et de ses travaux. Aucun libraire et imprimeur ne voudrait se charger de publier le texte grec, sans garantie de la souscription à 200 exemplaires, suivant la décision de M. le Ministre de l'intérieur du 25 décembre 1813, savoir : pour deux volumes, 2,000 fr. ; mémoires d'impression, soldés en 1829-1830 et 1832, 1° 1,952 fr. ; 2° 1,769 fr. ; 3° 1,871 fr.

## ACADÉMIE ROYALE DE METZ.

Metz, le 8 février 1831.

MONSIEUR,

Je m'empresse de vous annoncer que, sur le compte qui a été rendu de votre belle traduction d'Hippocrate et de plusieurs autres ouvrages qui témoignent de vos hautes connaissances, l'Académie, dans sa séance du 6 février 1831, vous a nommé membre correspondant. Vous recevrez avec cette lettre votre diplôme, un exemplaire du règlement et le compte-rendu des travaux de l'Académie pendant l'exercice 1829-1830, dont je vous prie de m'accuser réception.

*J'ai l'honneur d'être, avec la plus haute considération,*

*Monsieur,*

*Votre très-humble et très-obéissant serviteur,*

GOSSELIN.

*Le secrétaire de la Société royale des sciences, lettres et arts de Nancy.*

Le 7 juillet 1831.

MONSIEUR ET TRÈS-HONORÉ CONFRÈRE,

J'ai l'honneur de vous adresser l'extrait du procès-verbal de la séance de notre Société, dans laquelle a été fait le rapport sur les deux derniers volumes de la traduction d'Hippocrate que vous avez bien voulu lui offrir; je désire qu'il vous prouve l'estime que la Société a pour vos travaux, et la reconnaissance de votre très-humble et très-dévoué serviteur,

AL. DE HALDAT.

Ce rapport est imprimé; il se trouve au commencement des traités d'Hippocrate sur les mala-. dies des os, 2 vol. in-12, avec le texte grec en regard de la traduction française; Paris, 1832. Ils ont été offerts à l'Académie royale des sciences, belles-lettres et arts de Lyon. Copie de la lettre de réception est insérée à l'appui des témoignages académiques.

Il reste encore à traduire et faire imprimer les cinq derniers livres des Epidémies d'Hippocrate avec le texte grec en regard, revu et corrigé sur les manuscrits de la Bibliothéque royale, 2 vol. in-12. En effet, la collection des œuvres de ce grand peintre des maladies renferme les meilleures productions fondées sur l'observation; ainsi, par exemple, les traités des Aphorismes, des Pronostics, du Régime dans les maladies aiguës, des Prénotions, des os, des airs, des eaux et des lieux, les premier et troisième livres des Epidémies déja publiés en 1815. L'auteur doit joindre à son travail ses propres observations recueillies à l'occasion du *choléra morbus*, dont il a été atteint lui-même en juillet 1832. Ayant été attaché au bureau de secours dans le quartier de la Cité, pendant toute la durée de l'épidémie, il a partagé la tâche honorable de MM. les médecins qui ont prodigué avec le plus de zèle leurs soins aux cholériques sur le neuvième arrondissement.

**FIN.**

www.ingramcontent.com/pod-product-compliance
Lightning Source LLC
LaVergne TN
LVHW010506060726
842527LV00005B/1902